AF309873

PREMIER CONGRÈS
POUR L'ÉTUDE DE LA TUBERCULOSE HUMAINE ET ANIMALE
PARIS, 1888

DIAGNOSTIC PRÉCOCE

DE LA

TUBERCULOSE PULMONAIRE

PAR

Antonio ESPINA Y CAPO

Medico del hospital general de Madrid
Président d'honneur du Congrès

CE TRAVAIL EST DÉDIÉ PAR L'AUTEUR A L'OEUVRE DE LA TUBERCULOSE

PARIS

OCTAVE DOIN, ÉDITEUR

8, PLACE DE L'ODÉON, 8

1888

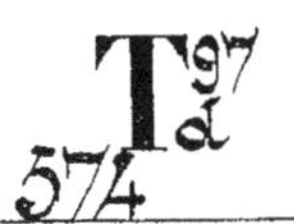
574 T97

PREMIER CONGRÈS
POUR L'ÉTUDE DE LA TUBERCULOSE HUMAINE ET ANIMALE
PARIS, 1888

DIAGNOSTIC PRÉCOCE

DE LA

TUBERCULOSE PULMONAIRE

PAR

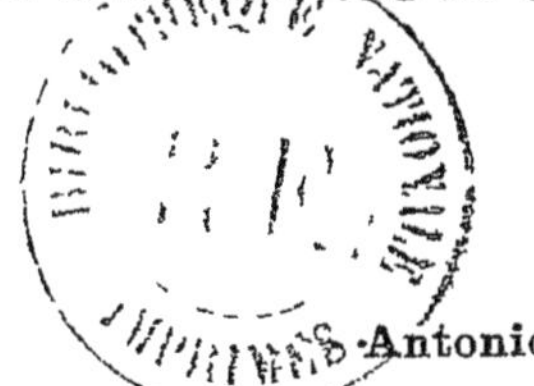

Antonio ESPINA Y CAPO

Médico del hospital general de Madrid
Président d'honneur du Congrès.

CE TRAVAIL EST DEDIE PAR L'AUTEUR A L'OEUVRE DE LA TUBERCULOSE

DEPÔT LÉGAL
Seine
No 4404
1888

PARIS

OCTAVE DOIN, EDITEUR

8, PLACE DE L'ODÉON, 8

1888

DIAGNOSTIC PRÉCOCE

DE LA

TUBERCULOSE PULMONAIRE

Nous serions ingrats envers la spécialité à laquelle nous nous consacrons, si nous ne communiquions pas à ce Congrès, un des plus importants parmi les Congrès internationaux qui se sont réunis dans ces dernières années, quelques notes relatives à la tuberculose pulmonaire chez l'homme.

Parmi les différentes questions proposées par le Comité d'organisation, nous avons jugé à propos de choisir la quatrième comme étant, outre la plus intéressante à notre avis au point de vue d'une thérapeutique efficace, celle qui a le plus d'affinités avec la clinique, terrain sur lequel nous nous sommes placés depuis longtemps, sans que cette clinique s'écarte en rien, s'entend, du criterium microscopique comme base fondamentale d'un diagnostic clair et précis de la tuberculose humaine.

Renfermés dans les limites du temps indiqué par le règlement, nous devrons être très brefs dans l'exposé du thème.

Nous avons à le considérer sous deux points de vue : jugement étiologique et jugement symptomatologique.

Le premier renferme les questions les plus importantes pour l'interrogatoire des tuberculeux, comme point de départ d'un bon diagnostic. Il comprend l'hérédité, le sexe, l'âge, la profession, la méthode d'éducation, les climats, la constitution organique, et, le point le plus important de tous, la contagion, qui renferme la question de plus haute portée dans l'étiologie des tuberculeux ; de plus, quelle est la vie en commun dans les hospices, les casernes, les pénitenciers, les couvents, etc. Quand même nous devrions analyser l'alimentation comme cause, en raison de ce que la première question du Comité s'occupe des dangers auxquels expose l'emploi des viandes et du lait des animaux tuberculeux, nous ne la citerons que comme observation.

Dans la seconde partie, soit le jugement symptomatologique, nous devons analyser, de préférence au diagnostic direct de la tuberculose, le diagnostic différentiel entre les maladies qui peuvent être confondues avec elle, parce qu'il sortira inévitablement de cette distinction un traitement véritablement transcendant à une époque où la thérapeutique obtient néanmoins de véritables succès définitifs, c'est-à-dire la cure complète de la tuberculose.

I. JUGEMENT ÉTIOLOGIQUE.

Hérédité. — Les auteurs admettent la possibilité d'hériter la tuberculose autant d'une manière directe que par la modification que subissent les embryons humains pour naître aptes à la contracter plus facilement que ceux qui ne sont pas tuberculeux. Sans nier les faits expérimentaux de Koubassoff, de von Fodor Wyssokowitsch, de Max Wolff, de Leyden, et surtout celui de Johne sur la vache, il y a cependant assez d'obscurités sur le fait de la transmission directe de la tuberculose. Mais, ce dont nous ne doutons pas, c'est de la transmission de conditions favorables pour le développement de cette maladie chez l'enfant du tuberculeux. Nous croyons à l'hérédité des conditions organiques prédisposantes, nous ne croyons ni ne pouvons croire pour le moment à l'hérédité directe de la tuberculose. Partisans de l'anémie prédisposante, partisans de ce que les causes de cavité aérienne insuffisante sont plus aptes à développer le germe tuberculeux dans les organes respiratoires, en vertu de la loi de terrain amendé, nous ne croyons pas cependant que l'enfant du tuberculeux doive être fatalement tuberculeux par le seul fait de l'hérédité. Au contraire, nous croyons qu'il est possible, par un grand soin et une profonde étude, en changeant ses moyens, tant à l'extérieur qu'à l'intérieur, en développant ses cavités, en évitant les rhumes, en un mot, en modifiant profondément son organisation, de le délivrer du stigmate organique avec lequel il naît. Mais, par cela même que nous professons ces idées, lorsque nous avons sous les yeux un tuberculeux, nous nous enquérons minutieusement de ses antécédents, afin de voir si l'on a oublié, par négligence ou par ignorance, les soins nécessaires pour éviter la série de tuberculeux dans une famille.

Si nous admettons l'hérédité directe, nous devons croire que l'hérédité de la mère est de plus grande influence que l'hérédité paternelle, qui reste encore, dans la voie expérimentale, comme un point, de ceux que peut-être ce Congrès sera appelé à résoudre. Quoi qu'il en soit, nous ne devons pas oublier, dans le sujet du diagnostic précoce, la recherche des antécédents de famille, tant dans la ligne directe que dans la ligne collatérale.

Age, sexe. — Nous devons, sans fixer d'une manière absolue l'influence de l'âge, en tenir bien compte, quand ce ne serait que pour la loi de base dans les divers organes. Il arrive souvent qu'il se présente à notre observation des malades affectés d'une symptomatologie vraiment extraordinaire, dans laquelle il n'est pas possible de fixer un point de départ quelconque pour le diagnostic. Mais, si nous nous rappelons la fréquence des localisations tuberculeuses dans les méninges pendant l'enfance, dans la cavité péritonéale pendant la seconde enfance, et dans le poumon pendant le reste de la vie, surtout de quinze à quarante ans, il nous sera facile de trouver un fil conducteur qui nous guide dans ce labyrinthe et, peut-être, pourrons-nous diagnostiquer la tuberculose d'une manière précoce.

Il y a également dans le sexe une influence marquée qui se rapporte à l'âge. Ainsi, chez l'homme comme chez la femme, l'âge du développement sexuel marque une étape de grande importance pour sa vie ; mais, la plus caractéristique et la plus critique est, chez l'homme, celle où il commence la vie des plaisirs, et, chez la femme, la vie de la maternité. Il faut bien tenir compte de ces deux époques dans le jugement étiologique, au point de vue sous lequel nous nous sommes placés, pour ne pas croire chose banale les catarrhes qui se présentent à cette époque, et rechercher soigneusement, à fond et sans dédaigner aucune donnée, l'histoire, les conditions et le développement de ce qui, pour beaucoup, ne sont que de petits ennuis, et, pour nous, sont tout au moins des avis indicateurs d'une profonde lésion pulmonaire. N'oublions pas non plus l'allaitement, parce que dans cette fonction si intéressante de la femme apparaissent les premiers symptômes d'une tuberculose cachée jusqu'alors.

Quant à l'influence du sexe, celui-ci, isolément, n'a comme tel, à notre avis, d'autre influence dans le développement de la tuberculose que celle des différents genres de vie de l'homme et de la femme.

Profession. — La profession a une détermination décisive que l'on peut considérer de deux manières, ou, pour mieux dire, en divisant les professions en deux grandes classes : les professions actives et les professions sédentaires, considérant si, chez les uns et les autres, la vie qu'elles-exigent se passe à l'air libre ou bien dans des espaces fermés et avec agglomération de personnes.

Mais, comme cette question renferme explicitement celle de la contagion, nous l'analyserons lorsque nous arriverons à ce point; nous nous bornerons, pour le moment, à considérer la profession comme cause prédisposante, efficace à préparer le terrain pour le développement des germes bacillaires.

Le travail, nécessaire même pour l'hygiène, peut cependant, s'il est prolongé ou exagéré, établir une disproportion entre les dépenses et les recettes organiques, et de là un appauvrissement qui donne lieu aux insuffisances nutritives ; àlors, les germes bacillaires trouveront dans ces organismes de véritables gélatines de culture dans lesquelles ils se développeront avec un excès inusité. En dehors de cette considération, il y a des professions qui, les unes lésant le parenchyme broncho-pulmonaire traumatiquement, les autres prédisposant ou donnant lieu à des congestions, préparent le terrain et ouvrent des portes d'entrée aux germes, par lésion traumatique.

Le caractère synthétique de ce travail ne nous permet pas d'analyser ces détails, mais tout le monde aura compris de quelles professions nous voulons parler. Toutes celles qui s'exercent dans des atmosphères pulvérulentes, surtout celles de produits minéraux tels que le plâtre, la pierre et le charbon, ou de|produits végétaux, farine, tissage de coton, de chanvre, etc., en un mot toutes celles qui, prédisposant aux pneumo-comioses, seront . les professions les plus propres à introduire les germes, et, en provoquant des hyperhémies et même des ruptures vasculaires, à devenir le point de départ de tuberculoses une fois le germe semé ou non dans les poumons. Les professions qui exposent à

de brusques changements de transpiration, soit les professions
littéraires, médecins, avocats ; soit les professions manuelles,
cuisiniers, boulangers (enfourneurs), veilleurs de nuit, etc., pro-
voqueront le développement des germes qui, tombés dans le parenchyme, commencent à y croître.

Méthode d'éducation. — Ce doit être un fatal souvenir pour
les générations présentes que le système d'éducation dans les
collèges cloîtrés, le système conventuel, les internats, en un mot
l'enseignement religieux ou professé par des religieux chez qui,
si l'intelligence ne se nourrit pas, en revanche l'organisation
s'appauvrit. Il y aura peu de gloires aussi légitimes que celles de
Lancaster et de Frœbel à l'étranger, de notre grand Montesino
pour l'Espagne qui, arrachant l'enfant aux bancs de l'école pour
le lancer dans les jardins, l'envoyer au gymnase et à la prome-
nade, changèrent complètement le système d'éducation de l'enfance.

En substituant les jardins à l'appartement ; les lycées et les
institutions aux couvents ; le gymnase, l'hydrothérapie et la pro-
preté, aux pratiques religieuses en commun et à la malpropreté ;
la nourriture saine et mieux préparée à la soupe et à la ration
conventuelles ; la chambre séparée et aérée à ces sortes d'écu-
ries où les lits s'entassent dans un espace insuffisant ; en sup-
primant les châtiments corporels et l'excès de connaissances souvent insignifiantes et inutiles, on a ouvert un nouvel avenir à la
jeunesse et le contingent des tuberculeux sera peut-être très
amoindri dans un avenir très prochain.

Climats. — Si nous considérons le rapport absolu entre le
climat et la tuberculose, nous pouvons affirmer que celle-ci est
la maladie infective qui ne respecte aucune des zones habitées
par l'humanité. En quelque endroit que ce soit, là où se trouvent des êtres humains, la tuberculose peut se présenter. Quant
au rapport de la tuberculose avec la densité de la population, on
peut affirmer que le rapport entre cette maladie et le nombre
d'habitants est en progression géométrique, et qu'il atteint son
maximum dans les grands centres populeux, surtout dans les
villes européennes. A notre point de vue, il y a cependant deux
éléments bien distincts à considérer dans la constitution des climats. L'un est l'altitude, l'autre la latitude. Le premier joue

un rôle extrêmement important, car nous savons combien il est rare de contracter cette maladie dans les climats de montagne ; mais le second élément n'a aucune influence, et peut-être est-ce dans les zones torrides où cette terrible maladie se présente avec une plus grande intensité et une rapidité plus grande dans sa marche,

Constitution organique. — Nous avons insisté déjà sur l'influence malfaisante de la diminution des indices thoraciques et nous rappellerons ici l'importance que tous les auteurs modernes donnent à la constitution du thorax. C'est à tel point, que beaucoup, entre autres Truc, en sont venus à accepter deux formes comme signes de cette maladie ; l'une, c'est le thorax conoïde à base supérieure ; l'autre, plus rare, est le type ellipsoïde de forme arrondie. Sans exagérer ces données dans le diagnostic précoce de la tuberculose, et en admettant la mauvaise ventilation des sommets pulmonaires et les difficultés circulatoires dans ces régions comme notion étiologique, et rapport de cause à effet entre la mauvaise constitution du thorax et le développement de la tuberculose, nous pourrons presque soupçonner, chaque fois que nous observerons ces constitutions défectueuses, qu'il existe une tuberculose commençante.

Contagion. — Ce sujet, qui ne peut être traité incidemment, en ce moment, et qu'il est nécessaire d'admettre comme un fait véritablement démontré depuis la découverte du bacille, nous conduit, dans la recherche des antécédents comme moyen de diagnostiquer la tuberculose à admettre, en donnant la priorité aux exsudats libres, deux contagions. Une contagion directe par rapport sexuel, par hérédité, etc., et une contagion indirecte par la respiration de l'air dans lequel vivent les tuberculeux. Il faut admettre une certaine immunité chez quelques sujets, mais celle-ci n'est pas aussi étendue ni si forte que beaucoup croient ; et, s'il était nécessaire d'exagérer en un sens, nous le ferions dans celui de la contagion. Cela nous mènerait tout au moins à observer une hygiène extrêmement minutieuse et, de plus, à modifier les moyens ambiants, en ce qui concerne la vie en commun dans les grands centres d'agglomération, tels que les hospices, les couvents, les collèges, et surtout les bagnes, où le régime moderne des pénitenciers n'a pas encore pénétré.

L'air qui se respire la nuit dans les galeries ou salles de ces centres d'agglomération est insuffisant en oxygène et trop surchargé d'acide carbonique. On avale ainsi la matière organique dans laquelle pullulent les germes de toute espèce; et dans ceux-ci, c'est le germe de la tuberculose qui domine. La pulvérisation des crachats, par le dessèchement à l'air libre, le balayage et autres moyens de division, fait pénétrer le germe dans les poumons, où il devient le point de départ de tuberculoses, chez des sujets qui déjà se trouvent prédisposés par d'autres causes.

Nous trouvons des malades tuberculeux dans tous ces centres, mais surtout dans quatre d'entre eux : dans les internats, dans les couvents, dans les casernes et dans les bagnes. De plus, nous pouvons affirmer que, depuis que nous recueillons ces données, ce sont les élèves internes des collèges qui ont été le plus fréquemment atteints de la tuberculose. Il est donc très nécessaire, dans le diagnostic de cette maladie, de bien tenir compte de cette donnée extrêmement importante de la contagion et de la vie en commun.

Alimentation. — Enfin, l'alimentation, comme notion étiologique, mérite aussi de figurer dans l'interrogatoire de tous les malades chez qui l'on soupçonne la présence du tubercule. Les faits de chaque jour nous mettent à même, en effet, de constater l'influence nocive, dans l'alimentation, non seulement des viandes provenant d'animaux tuberculeux, mais aussi des produits de sécrétion de ces animaux, le lait surtout. L'analyse de ce sujet pourrait nous conduire fort loin, si nous voulions le traiter minutieusement; nous ne pouvons, toutefois, nous dispenser de dire combien il serait nécessaire que les vétérinaires établissent à leur tour le même problème de diagnostic précoce de la tuberculose chez les animaux. Lydtin a déjà donné les bases de ce diagnostic. Nous citerons les passages suivants :

« Selon Lydtin, la première période, ou période d'invasion, se traduit par une légère réaction fébrile, par des frissons, de la chaleur, de l'indigestion, et par une coloration anormale des muqueuses.

« En général, ces symptômes disparaissent au bout de quelques jours, et il se manifeste une sensibilité et une tuméfaction anormale des ganglions lymphatiques cervicaux, ainsi que de ceux qui sont situés à l'entrée et à la partie inférieure de la poitrine. Plus tard, ces masses ganglionnaires deviennent dures et noueuses.

« Dans une période plus avancée de la maladie, une véritable réaction fébrile se présente de nouveau ; par intervalles, le thermomètre accuse quelquefois 39 à 41 degrés, pendant la nuit, tandis qu'il diminue sensiblement pendant la matinée, à tel point, qu'il n'est pas rare de voir la température tomber à 37 degrés.

« L'urine, ordinairement neutre, se présente quelquefois albumineuse ; et, en conséquence des différents paroxysmes qui surviennent dans le cours de cette affection, elle contient des sels en abondance.

« En général, le lait ne subit aucune altération pendant la première période ; mais, si l'amaigrissement et la fièvre surviennent, il s'enrichit alors en sels et prend une couleur bleuâtre.

« Donc, les modifications que subit l'appareil lymphatico-ganglionnaire sont d'autant plus intéressantes qu'elles se manifestent constamment, chaque fois que par la voie d'expérimentation on inocule, par le tube digestif, l'infection tuberculeuse à quelque individu. L'expérimentateur aura donc la certitude que l'organisme est envahi chaque fois qu'il observera la tuméfaction des ganglions dans les régions énumérées.

« Ceci nous enseigne, d'autre part, que lorsque le vétérinaire observe ce symptôme, il doit procéder à l'isolement des individus malades afin d'éviter que les individus bien portants contractent cette maladie, car cette contagion se produit d'une manière occulte.

« A ces symptômes, Lydtin en ajoute quelques autres moins importants, tels que le manque d'appétit, la perte de la douceur de la peau, le poil décoloré, la physionomie triste, etc. Ces symptômes, qui, s'ils sont communs à d'autres maladies, n'ont pas, par conséquent, une valeur spéciale pour celle dont nous nous occupons, ne doivent pas cependant être dédaignés, parce qu'ils sont tout au moins les compagnons obligés des autres symptômes essentiels.

« Les symptômes prennent un caractère plus prononcé et moins exposé au doute dans la seconde période. Une légère toux sèche et sans expectoration se présente alors ; la peau perd visiblement sa flexibilité ordinaire ; il survient un amaigrissement marqué, causé par l'irrégularité de la digestion et de la nutrition, puis une faiblesse générale ; enfin la respiration devient plus difficile.

« Peu à peu, minant sourdement l'organisme, la maladie arrive à son troisième degré. La toux est alors plus fréquente et plus pénible, la respiration est plus difficile, et un écoulement nasal, fétide et purulent, se produit.

« Si, jusqu'à la fin de la seconde période, la percussion et l'auscultation de la cavité thoracique ne nous offrent point de signes clairs, presque évidents, pour le diagnostic de la maladie, en arrivant à la troisième, nous acquérons par ce moyen la conviction de l'existence réelle de la tuberculose sans qu'on puisse la confondre avec une autre maladie. Par l'auscultation, nous percevons donc distinctement les bruits sibilants et caverneux, et un ronflement qui démontrent bien clairement l'existence, dans le poumon, de plusieurs cavités renfermant la matière tuberculeuse pulmonaire. »

Nous insisterons également, en passant, sur la nécessité absolue d'une étude minutieuse des animaux tués dans les abattoirs, des laits d'animaux domestiques, ceux de vache surtout, et, de plus, sur la mauvaise habitude d'administrer les jus de viande extraits au moyen de la presse et non par le bain-marie. Cette coutume est parfaitement jugée par les paroles suivantes, de Toussaint :

« Ces faits, dit-il, sont très significatifs ; ils démontrent jusqu'à l'évidence le danger de donner aux enfants et aux personnes faibles, des viandes crues et le jus du muscle à peine chauffé. L'infection se produit aussi facilement par ingestion que par inoculation. La maladie inoculée par l'appareil digestif marche avec plus de rapidité parce que tous les ganglions intestinaux peuvent être attaqués en même temps, ce qui implique que les points d'inoculation sont plus nombreux que dans la simple piqûre de la peau.

« Les viandes de bœuf et de vache sont celles que l'on emploie généralement pour en extraire le jus. Beaucoup de ces animaux sont tuberculeux ; et, quand on trouve des granulations grises dans le poumon, on peut affirmer que l'infection est complète.

Cependant, on ne refuse, dans les abattoirs, que les animaux dont le poumon est entièrement malade. J'ai vu, quelquefois, des poumons de vache, dont la viande avait été vendue, qui renfermaient 35 et même 40 kilogrammes de matière tuberculeuse. »

Résumant : le jugement étiologique est la base, est le premier élément du diagnostic précoce de la tuberculose. Dans un bon interrogatoire fait avec patience, pendant de longs jours et avec les données exposées, on trouvera la moitié de la solution du problème et l'explication pathogénique de nombreuses anémies appelées *essentielles*, et qui sont tuberculeuses dès le premier instant, ainsi que le microscope le confirme après, dans la période des exsudats libres.

Analysons, maintenant, le jugement symptomatologique.

II. JUGEMENT SYMPTOMATÓLOGIQUÉ.

C'est ici, sous ce point de vue, que les difficultés augmentent. Mais, grâce à la méthode moderne d'investigation clinique, grâce à la mensuration, à la palpation, à la percussion et à l'auscultation jointes au microscope et aux données exposées précédemment, on peut néanmoins arriver à un diagnostic précoce de la tuberculose.

Il est nécessaire pour cela d'admettre une première phase, ou phase anémique.

Symptomatologie raisonnée. — Nous devrions citer, à côté, quelques récits cliniques, mais, nous supprimons les faits dans ce sujet, parce qu'ils sont si nombreux, que le choix seul en est difficile. Pour le moment, notre principal but est de faire ressortir la nécessité d'admettre en clinique une phase dans la tuberculose qui, semblable à la phase prodromique des maladies aiguës, et avec un temps suffisamment antérieur aux premiers phénomènes, reconnus par tous particuliers au tubercule, nous mette sur la voie d'un diagnostic précoce et nous permette de tenter, avec un succès presque certain, un traitement plus ou moins pathogénique, par lequel les conséquences d'une tuberculose déclarée seront évitées.

Il ne faut pas confondre cette phase avec l'anémie, ni avec la chlorose prédisposante; car, nous entendons par phase anémique celle qui, causée par la présence des produits néoplasiques spécifiques dans les voies respiratoires annulant plus ou moins le champ de l'hématose, devient, par conséquent, la première cause d'une anoxihémie, et, par cela même, la cause des premières altérations du globule rouge, le facteur le plus important de tous ceux qui interviennent dans la nutrition. L'anémie et la chlorose, prédisposantes de la tuberculose, rendent le terrain propice au développement du germe du bacille tuberculeux ; mais, il peut arriver que chez un sujet sans aucune prédisposition, soit par un catarrhe, soit par n'importe quelle cause déprimante, l'organisation, si forte et si robuste qu'elle soit, se mine peu à peu. Un germe tuberculeux, tombant alors dans le parenchyme pulmonaire, et trouvant cet organisme affaibli, au lieu de sécher comme une graine dans un terrain où son développement est impossible, fructifie et commence son évolution. Celle-ci, d'abord silencieuse, comme l'évolution du grain dans le sein de la terre, se transforme plus tard en cette terrible maladie, une de celles qui peut-être causent le plus de victimes dans l'humanité.

Convaincus, en admettant la phase anémique de la tuberculose, que, dans le champ de la doctrine parasitaire, le terrain organique où tombe le germe a autant ou plus d'importance que le germe lui-même, nous réclamons l'attention sur ce point, afin que l'on puisse modifier ce terrain avant que le germe croisse ou que l'on arrête son évolution, la tuberculose pouvant, dans ce cas, être complètement curable.

Il y a, dans cette période, qui, d'après notre opinion, est très caractéristique, des symptômes incontestables et presque pathognomoniques qui distinguent cette anémie de toutes les autres. Outre que l'on peut déjà trouver des bacilles de Koch dans les exsudats, nous tâcherons d'en fixer les caractères afin qu'on puisse les reconnaître même dans les endroits les moins faciles à explorer.

Comme il est difficile de préciser le moment où tombe le germe bacillaire, il nous faut prendre le point de départ de cette phase dans les premiers symptômes qui tourmentent le sujet et l'obligent à se croire malade et à solliciter alors les soins du médecin.

Deux cas peuvent se présenter : l'individu malade peut être une femme ou un homme. Il est plus difficile de déterminer, dans le premier cas, la cause des symptômes anémiques dans le thorax par la facilité d'admettre, dans ce sexe, l'anémie et la chlorose, dépendantes des troubles menstruels ou des caractères hystériformes plus ou moins accentués. Bien plus, en observant la présence de symptômes dispepsiques, on tâche d'associer l'anémie aux désordres de l'appareil digestif, et ce n'est que lorsque survient une légère hémoptysie ou un rhume qui résiste à tous les moyens de guérison que l'on songe à l'appareil respiratoire. Généralement on arrive trop tard. Chez l'homme, la dyspepsie, les travaux intellectuels, l'onanisme, les peines ou n'importe quel autre motif, sont les causes responsables de l'anémie, sans qu'on ne se souvienne pas davantage de l'appareil respiratoire.

Comme nous le disions en commençant, cette phase a des symptômes cliniques très évidents, localisés dans le thorax. Le premier et le principal se rapporte aux indices de cette cavité ; tout périmètre thoracique qui n'atteint pas la moitié de la taille de l'individu doit faire soupçonner une tuberculose confirmée, ou l'imminence d'en souffrir, que n'importe laquelle des causes admises déterminera. Telle est notre conviction à cet égard, qu'en revisant les conscrits, nous ne pouvons faire moins que de chercher d'autres symptômes quand les recrues ne remplissent pas cette condition qui, en Italie, est pour le remplacement, une des causes d'exemption. Outre le défaut du périmètre thoracique, il y a, dans le thorax de ces sujets, des hétéromorphies pathologiques qui, sans arriver à constituer ce qu'on appelle *thorax de pigeon*, peuvent, pour celui qui a quelque habitude de reconnaître ces malades, porter à la recherche des symptômes internes.

Le grand enfoncement des fosses supraclaviculaires et infra-claviculaires, certain prolongement du diamètre antéro-postérieur du thorax, la grande décussation des espaces intercostaux et le triangle externo-trapézo-claviculaire très accentué sont les signes évidents d'une respiration défectueuse dans les sommets pulmonaires.

Il est évident que, dans cette phase, l'état de la nutrition générale et les symptômes fonctionnels de l'organe malade ne donneront encore que peu ou point d'indices. Cependant, on constate déjà une pâleur suffisante alternant avec des rougeurs subites sur la peau et sur les muqueuses.

A ce moment, il n'y a pas encore de véritable toux ; mais n'importe quelle irritation des voies aériennes, si petite qu'elle soit, provoque une toux qui se produit par quintes et fait penser, lorsque le sujet est jeune, même à la coqueluche. Ces tussicules ou petites toux nerveuses sont, selon quelques-uns. les précur- seurs de la terrible maladie qui va se développant. Si la locali- sation est primitivement laryngée, cette toux est gutturale, très gênante, et produit dans le larynx une sensation d'âpreté. Si nous appliquons alors le laryngoscope, nous constatons une pâleur générale de la muqueuse, et, semblables à des morceaux de mosaïque, de petites ecchymoses disséminées çà et là, qui, parfois, produisent du sang, et au fond desquelles s'élève une éminence granuliforme qui est le type du développement histo- logique primitif de la granulation tuberculeuse.

Si c'est le poumon qui est attaqué premièrement, la toux se produit par quintes ; le plus souvent elle est sèche, et lorsqu'elle est accompagnée d'expectoration, celle-ci est séro-muqueuse, c'est-à-dire franchement catarrhale, ce qui porte à croire à la non-spécificité de l'affection. Si l'on fait alors une analyse micro- graphique de ces crachats, il est presque certain qu'on y trou- vera des bacilles phimogènes en nombre plus ou moins grand et précédant toujours l'apparition des symptômes confirmatifs de la tuberculose incontestable. Cette toux n'est pas continue ; elle apparaît avec chaque germe (bourgeon) que développe un ca- tarrhe concomitant et disparaît avec le rhume qui la produit. Ces interrègnes de toux sont chaque fois plus longs, jusqu'à ce que ce soit l'interrègne sans toux qui forme l'exception, celle-ci étant presque continue ; cependant, ces symptômes n'appartenant déjà plus à la phase que nous défendons, sinon aux phases classiques des auteurs, nous laisserons ici la description de la marche de la toux.

Que le développement primitif de la tuberculose soit dans le larynx ou dans les poumons, il y a encore un autre symptôme de cette phase : c'est la dyspnée qui n'est pas continue, comme on peut le supposer, mais bien franchement intermittente. Le malade respire bien ou normalement dans les exercices habituels, lorsque les besoins respiratoires ne sont pas extraordinaires ; mais, dès le moment où un effort, un exercice consomme une quantité quelque peu exagérée d'oxygène, comme il y a diminution du champ respiratoire total par les localisations du tubercule dans le larynx ou dans les parties supérieures du poumon, on supplée au manque d'extension par le nombre de fois que l'air se met en rapport avec les vaisseaux pulmonaires, et de là, la dyspnée dans la course, le saut et autres exercices violents.

Une couleur rosée sur les deux joues coïncide avec la pâleur générale dans cette phase, comme si la peau suppléait à la diminution de l'étendue respiratoire pulmonaire. Ces couleurs ne sont pas non plus permanentes, constantes ; elles apparaissent et disparaissent avec l'exercice ou le repos ; il arrive aussi très fréquemment qu'elles soient causées par les émotions morales, surtout les émotions excitantes. Il y a de nombreux cas dans lesquels un des premiers symptômes de la tuberculose est la migraine de forme oppressive, et jamais ou presque jamais hémicranienne, parce que, sans raison plausible, cette migraine affecte la forme frontale, c'est-à-dire de tempe à tempe. Ces migraines se répètent avec une grande fréquence, et, affectant une marche intermittente, elles font supposer souvent qu'elles sont d'origine paludéenne.

Si nous observons bien ces malades, et si nous dirigeons notre exploration vers l'appareil respiratoire, nous trouvons, par la percussion et l'auscultation, des symptômes qui confirment les conjectures d'une tuberculose commençante. Sans arriver à la solidité absolue qui caractérise la véritable première période des auteurs, il y a une certaine modification dans la tonalité de la région infraclaviculaire ; et, si nous graduons la tonalité normale en un ton aigu, et la tonalité de la première période évidente dans le ton grave immédiat, celle dont nous nous occupons maintenant représenterait le demi-ton entre les deux, et par conséquent un son demi-solide ou demi-sonore. Cette percussion est accompagnée d'une résistance qui nous démontre une diminution de l'élasticité particulière du parenchyme pulmonaire complètement sain et respirant d'une façon normale.

L'auscultation ne noús révèle véritablement aucun bruit anormal, mais les temps normaux ne sont pas tout à fait physiologiques, ni dans leur durée, ni dans leur rythme. L'inspiration est rude, difficile, comme si elle avait à vaincre des résistances plus grandes que les résistances normales, et l'expiration commence à devenir prolongée; si nous recourons alors aux appareils contrôleurs, au pneumomètre surtout, ceux-ci nous accusent une diminution assez sensible dans le jaugeage de l'air; et, quelques-unes des facultés que, dans l'état normal, on réserve pour les besoins exagérés entrent déjà en action. L'expiration, qui, comme nous le savons, est un acte véritablement passif, commence à devenir active; l'action des muscles dentelés, et même des autres muscles chargés d'abaisser les côtes, commence également à se déterminer, et le mouvement de compression qui caractérise les expirations actives de la toux s'exécute en partie, sinon complètement. Il y a parfois une sorte de râle accompagné de souffles, ou, comme disent quelques-uns, de râles sibilants, premiers indices de catarrhes périphémiques qui, plus tard, sont les symptômes indiquant d'une manière incontestable et évidente pour tous de la présence du tubercule dans le poumon.

Ces symptômes physiques sont accompagnés des symptômes fonctionnels particuliers à la diminution du champ hématosique : parmi eux, le premier est le manque d'oxygène, et par conséquent la diminution des propriétés excitantes de ce gaz si important dans l'économie. Ce manque d'oxygène est naturellement cause que la respiration s'accélère un peu : la difficulté de respirer, spéciale chez ces sujets, et les dyspnées que nous avons déjà signalées se présentent alors.

Il se produit dans la membrane muqueuse broncho-pulmonaire des hyperhémies d'intensité plus ou moins grande dues à la présence de ces produits néoplasiques d'une part, et de l'autre à ces exagérations respiratoires. Ces hyperhémies donnent lieu, à la fin de cette phase, à ce que l'on a fort mal dénommé *hémoptysies pré-tuberculeuses ;* ces hémoptysies sont presque toujours concomitantes avec la première évolution néoplasique. Les rhumes récidivants (ce que le vulgaire appelle *être porté à s'enrhumer*) apparaissent également dans cette période. Règle générale, ces catarrhes sont infébriles, et comme presque tous conduisent à la phthisie, de là cet adage : « Rhume mal soigné, phthisique confirmé. » Il est certain que ces catarrhes activent le développement de la tuberculose; celui-ci détermine le catarrhe, et l'un l'autre s'aidant dans des évolutions successives achèvent le malade.

L'organisation du produit inflammatoire tuberculeux qui ressemble à certains individus, tout luxe à l'extérieur et misère à l'intérieur, rend la vascularisation phériphérique ; par augmentation dans la pression interne, une autre cause des crachats hémoptoïques, en raison des obstacles, mécaniques et par conséquent des hyperhémies collatérales. Si ces causes retombent sur un terrain très vasculaire ou parcouru par un grand vaisseau, il peut arriver qu'au lieu de crachats hémoptoïques, il se détermine une véritable hémorrhagie qui se répète ou non ; beaucoup la considèrent comme la phase initiatrice de la tuberculose; pour nous, cette hémorrhagie appartient déjà à une période d'état de la maladie. Nous ne nierons pas (au contraire, nous l'avons affirmé dans un autre travail) la possibilité qu'une hémorrhagie dans l'appareil respiratoire ne soit un point de départ d'une tuberculose prédisposant le terrain pour le développement des germes. Voici comment nous nous exprimions alors, et la clinique nous a confirmés davantage dans l'opinion suivante :

« Nous ne terminerons pas le sujet de l'hémorrhagie sans dire qu'elle entre souvent comme cause bien plus que comme effet dans la production de la phthisie. Voyons comment une cause quelconque détermine une rupture des vaisseaux pulmonaires d'un poumon sain jusqu'alors; une partie du sang se répand à l'extérieur et produit une véritable hémorrhagie ou hémoptysie ; l'autre partie reste au contraire répandue dans le parenchyme. La cicatrisation peut survenir après cet accident, et le malade peut guérir complètement. Mais, si le sang répandu dans le parenchyme est très abondant, il se change en point de départ de pneumonies et de procès chroniques épithéliaux qui peuvent finir par la fermentation de foyers caséeux ou par des ulcérations pulmonaires; et de là, la phthisie, par les procédés déjà indiqués ou par le développement des germes bacillaires (1). »

(1) *Panticosa : ses sources, ses malades,* etc.

Mais nous ne voulons pas que cette manière de production de la tuberculose, par la manifestation hémorrhagique dans la phase anémique, soit confondue avec une tuberculose confirmée, car les indications varient complètement dans l'un et l'autre cas. Il y a, dans cette phase anémique, des phénomènes dans d'autres appareils qui, comme nous l'avons déjà dit, sont ceux qui portent à une erreur de diagnostic de la plus haute importance dans la thérapeutique; et nous devons, en ce moment, insister sur deux de leurs groupes. Le premier comprend les troubles menstruels, et le second les dyspepsies.

Quant au premier groupe, tous les médecins savent combien nous sommes consultés tardivement sur ces troubles. Quelquefois une pudeur exagérée, l'ignorance, ou la présomption que ce ne sont que des faits passagers, sont cause que ces troubles passent inaperçus et qu'on ne puisse y porter remède.

Mais, même lorsque ces troubles sont connus, on les attribue à la chlorose et à l'anémie, rarement ou jamais à la tuberculose. Le défaut de la menstruation ou sa mauvaise couleur n'est pas toujours le symptôme prédominant; au contraire, quelquefois et fréquemment c'est la métrorrhagie qui nous avertit, bien que ce sang menstruel qui se répète chaque dix ou quinze jours soit plus fluide et moins coagulable.

J'ai vu des malades chez qui, seule, une dysménorrhée caractérisait leur désordre menstruel, alors le diagnostic est encore plus difficile. Outre que ces erreurs nous font perdre un temps précieux pour le traitement, elles nous portent encore à établir le classique par les ferrugineux et les toniques qui peuvent augmenter les troubles vaso-moteurs et être même le point de départ des premières hémorrhagies.

Le mal est moindre, si le médecin chargé de ces malades est partisan de l'hydrothérapie et veut combattre l'altération menstruelle par le moyen de cette précieuse branche de la thérapeutique, parce qu'alors, comme nous le verrons ensuite, l'erreur ne va pas au-delà du traitement et la thérapeutique cause au contraire une amélioration.

Nous venons d'indiquer la possibilité de confondre dans cette période la dyspepsie avec la tuberculose et ce qui est le plus fréquent et le plus regrettable, c'est qu'on exclut cette seconde maladie. C'est pourquoi nous devons analyser soigneusement ce sujet. Il y a deux phases dans la dyspepsie tuberculeuse : celle que nous pourrions appeler primaire et qui est celle qui noús occupe en ce moment ; et la secondaire, qui est celle de la dernière phase de la tuberculose. Laissant de côté la seconde, parce qu'elle est, pour le moment, complètement étrangère à ce que nous devons exposer, nous analyserons la forme et la marche de la première.

Le premier symptôme de toute dyspepsie est, comme son nom l'indique, l'altération fonctionnelle de la digestion ; et de ces troubles fonctionnels, le plus primitif est l'altération de l'appétit. L'appétit augmente quelquefois, parfois il diminue, et souvent il se trouble de telle sorte que les malades désirent les aliments les plus étranges et les plus rares, préférant, règle générale, les moins succulents et ceux de température plus basse, comme par exemple les glaces, les fruits, les salades et autres légumes. De ces trois manières d'être de l'appétit, c'est le dégoût pour toute espèce d'aliments qui domine dans la dyspepsie tuberculeuse ; l'apepsie est la note dominante chez ces sujets ; et, contrairement à ce qui arrive dans les dyspepsies qui par leur caractère essentiellement névrosthénique ont toujours été classées dans le groupes des essentielles, on observe très rarement le pica et la malacie.

La constipation opiniâtre de ces sujets est un autre phénomène des troubles fonctionnels de ces dyspepsies. Cette constipation cause très fréquemment des fissures à l'anus, douloureuses et résistantes à tout traitement. Ces dyspepsies ne sont que peu ou point douloureuses ; si elles le sont, la douleur accompagne la digestion plutôt qu'elle ne la précède ou ne la suit : caractère également très individuel des dyspepsies de ce groupe.

Eu égard à la nature de leur lésion histologique, ces dyspepsies appartiennent au groupe des irritatives à leur premier degré, soit les catarrhales, dans le sens que l'école histologique donne à ce mot. Il est facile de comprendre le mécanisme pathogénique de ces dyspepsies, c'est pourquoi nous ne nous y arrêterons pas ; mais, quoique ce ne soit qu'en passant, nous insisterons sur l'influence qu'elles peuvent avoir sur la marche ultérieure du mal. En effet, si elles proviennent de la tuberculose, une fois que le catarrhe s'établit dans les voies digestives, il produit à son tour des retards suffisamment importants dans la nutrition pour que le bacille (ce représentant exact dans l'organisation de l'usurier dans la société, puisqu'il vit, croît et augmente aux dépens de la misère) se développe, se multiplie et se généralise au point de ne laisser ni organe, ni point dans l'économie qu'il n'attaque ou n'anéantisse.

Ces raisons nous portent à insister sur la nécessité absolue de reconnaître cliniquement, et au moyen du microscope quand faire se pourra, le sujet dyspepsique et ses exsudats au point de vue de la possibilité d'une tuberculose commençante. C'est le seul moyen d'individualiser et d'expliquer quelques-unes de ces dyspepsies que certaines écoles propagatrices d'erreurs incompréhensibles aujourd'hui considéraient et voudraient que l'on considérât encore comme des dyspepsies essentielles. Cependant, elles ne sont pas plus essentielles que leurs raisonnements ne sont logiques.

Telle est en somme l'analyse synthétique de la phase anémique de la tuberculose dans son aspect syndromique. Passons à sa partie diagnostique.

Diagnostic. — Le diagnostic de cette phase présente des difficultés, même en admettant la division que nous établissons. Laissant de côté l'analyse histologique, parce qu'elle n'est pas possible dans tous les cas, non pas par le manque de laboratoire, mais par la rareté d'exsudats libres dans cette période, il faut, dans la partie clinique, une habitude assez établie dans l'exploration du thorax, afin de pouvoir recueillir les symptômes suffisants pour élever à la catégorie de fait incontestable le diagnostic de tuberculose pulmonaire à sa première phase.

L'habitude extérieure, que les anciens connaissaient sous le nom *d'habitude phtisique*, ne suffit pas, parce qu'elle ne s'est pas encore présentée; il faut de plus l'étude des hétéromorphies, étude non pas isolée, mais mise en rapport avec les indices thoraciques qui sont la base la plus solide du diagnostic, non seulement dans la phase déclarée, mais encore dans l'imminence morbide de la tuberculose. Si ces indices sont absolument défectueux, c'est-à-dire, s'il s'en faut de beaucoup que le périmètre

thoracique atteigne la moitié de la mesure de la taille de l'individu à l'âge de dix-huit à vingt-quatre ans, ils suffisent presque à
eux seuls pour le diagnostic, surtout dans l'indice mamillaire ; car,
il suffit que ce périmètre n'atteigne pas 74 centimètres pour considérer mauvaise l'évaluation du thorax et soupçonner des diminutions dans la cavité pulmonaire. Si de plus, l'indice axillaire
est au dessous de 72 à 75 centimètres et l'indice xiphoïde audessous de 78 centimètres ; si la distance d'un mamelon à l'autre
n'atteint pas 17 à 19 centimètres, il résulte que ces mesures
sont absolument indicatrices d'une tuberculose plus ou moins
avancée.

Comme le développement osseux est évidemment dépendant
de l'évolution des organes internes, et que ceux-ci ont besoin à
leur tour d'une certaine ampleur dans les cavités qui les contiennent, nous devons supposer, si nous trouvons un rapetissement dans la cavité thoracique, ou bien que les poumons ont
subi un arrêt dans leur développement et par conséquent un
amoindrissement, de là les défectuosités citées, ou bien au contraire que la cage thoracique les comprime et empêche leur complète évolution.

Dans l'un et l'autre cas il y a condensation du tissu pulmonaire et préparation du terrain pour le développement du bacille.
C est l'imminence tuberculeuse. Mais quand le bacille s'est développé, alors c'est la phase que nous étudions. Donc, en observant un thorax déformé, nous chercherons la confirmation du
diagnostic dans les signes physiques déjà indiqués et que nous
résumerons ici comme synthèse syndromique.

Tons demi clairs à la percussion ; craquement à l'inspiration ;
rythme altéré avec inspiration prolongée et expiration active ;
toux sèche et par accès, puis humide et plus continue ; aphonies
intermittentes ; et, ce qui est plus caractéristique, dyspnée dans
les exercices brusques, tels sont les signes diagnostiques de présomption d'une tuberculose primitive du poumon, sans antécédents pneumoniques aigus, sans pleurésies antérieures et sans
laryngo-bronchites spécifiques qui puissent prédisposer au développement du tubercule, celui-ci étant en échange la cause des
procès phlogistiques ultérieurs et périphimiques.

En parlant de diagnostic de présomption, nous devons dire ce que nous entendons par ce mot. Le diagnostic de présomption est en médecine ce qu'est la preuve incomplète dans les procès criminels. Toutes les circonstances peuvent porter le juge à considérer l'accusé coupable d'un crime; mais, sans la conviction et les aveux de l'accusé, il n'y a pas de preuve complète.

De même en clinique. Tous les signes de quelques maladies peuvent nous porter à un diagnostic; mais pour l'affirmer, il nous manque dans beaucoup de cas, pour nous exprimer ainsi, la conviction et l'aveu, la preuve complète. Dans beaucoup de maladies, cette preuve est complètement impossible; le diagnostic n'est alors qu'une présomption plus ou moins ferme. Cependant, on est déjà arrivé, dans quelques maladies, à la possibilité de la preuve, non d'induction, mais de conviction. Entre autres la maladie de la tuberculose. La présence du bacille de Koch· affirme le diagnostic du tubercule d'une telle manière que de diagnostic de présomption il se change en diagnostic d'évidence.

Mais comme, pour trouver le bacille, il nous manque les produits d'exsudation libres, qui le rejettent au dehors, et que ces exsudats n'existent pas encore dans la période germinale, on comprendra aisément que, dans la phase anémique, lorsque le bacille est en incubation, lorsque la semence est dans son travail souterrain et silencieux, nous ne pourrons arriver au diagnostic d'évidence (presque en aucun cas), jusqu'au moment de l'apparition des premiers crachats, soit la période catarrhale primaire. Cette période est encore douteuse pour quelques-uns; surtout pour ceux qui n'admettent pas le bacille comme signe évident de la tuberculose, qui le considèrent comme élément spécifique et non comme effet.

Quand ce ne serait qu'au point de vue du diagnostic prématuré du tubercule, quand bien même il ne servirait que comme élément de connaissance de cette maladie, dans ses premières évolutions, le bacille de Koch a eté le *fiat lux* de cette lésion. Mais, laissant ce sujet de côté, nous continuerons de nous occuper des bases diagnostiques du tubercule, de préférence à la possibilité de confirmer nos présomptions avec évidence, parce qu'ayant des bacilles et pouvant les observer, nous laisserons ceux qui s'attardent à contempler la marche de la science, et nous affirmerons entièrement que c'est le seul signe fixe et positif de la tuberculose.

En parlant des symptômes, nous avons déjà dit quelle est l'importance capitale des hémoptysies. Analysons, maintenant, ce symptôme, comme moyen de diagnostic. Il peut se présenter deux cas. Des hémorrhagies des petits vaisseaux et des hémorrhagies de vaisseaux de certaine grosseur. Dans le premier cas, des crachats hémorrhagiques plus ou moins répétés ; dans le second cas, un vomissement de sang ; dans les deux cas, un sang rouge, vif, frais sorti du vaisseau, rejeté par toux et précédé à sa sortie, par la toux et un léger picotement, ou tout au moins par un léger chatouillement dans le larynx ; dans quelques cas, le sang est aussi précédé, à sa sortie, par une douleur intense et profonde dans les régions où se rompt le vaisseau. Quelquefois, cet éclair, d'une lointaine et terrible tempête, apparaît spontanément, avec calme, pendant le sommeil. Quelquefois aussi, un effort, une course rapide, une vapeur irritante, un brusque changement de pression atmosphérique, soit dans la contrée que nous habitons, soit par une ascension aérostatique, ou une ascension de montagne, détermine la première sortie du sang.

Le premier cas, *crachat*, peut présenter deux variantes : le sang sort, striant, veinant le crachat (crachat hémoptoïque), ou bien il constitue une masse uniformément rouge, moulée, nummulaire (crachat hémorrhagique). Nous devons analyser sa signification dans les deux cas ou variantes. Il est évident que la rupture de la cellule vasculaire est la première condition, la condition indispensable, pour qu'il y ait hémorrhagie ; parce que la sortie par diapédèse ne constitue pas, en bon langage médical, une véritable hémorrhagie. Il faut donc, pour cette rupture, qu'il y ait une de ces deux conditions, augmentation de force interne ou diminution de résistance vasculaire, ou bien les deux conditions réunies. Il est certain que ces deux conditions peuvent se réunir dans la première phase du tubercule, mais l'hémorrhagie se produit presque toujours par augmentation dans la force interne. Mais, laissant de côté la pathogénie, occuponsnous de la signification diagnostique de ces hémorrhagies par les bronches ou le parenchyme pulmonaire. Nous laisserons aussi leur signification pronostique, et nous dirons également pour le second cas (vomissements de sang), que quant à la manière de se présenter, ceux-ci peuvent être uniques, qu'il peut y en avoir un ou plusieurs, et qu'ils peuvent se répéter plus ou moins fréquemment.

Pleinement, dans l'interprétation diagnostique, ce sujet nous conduit, pour ainsi dire, par la main, à en analyser un qui précède et que nous avons indiqué dans la symptomatologie, la question des hémorrhagies *pré-tuberculeuses* comme base de diagnostic. Toutes les fois que nous observons une sortie de sang par la muqueuse broncho-pulmonaire, nous devons être très sobre d'affirmations formelles sur sa signification ; mais, dans le cas où l'on nous demanderait notre avis, nous inclinerons pour la tuberculose, excepté chez les sujets d'un certain âge, ou chez ceux appartenant à la première enfance.

Dans la première enfance et à partir de l'âge de quarante-cinq ans, les vomissements de sang seront probablement un signe de congestion sans procès tuberculeux ; chez les vieillards, ils seront le plus souvent un signe d'athéromes plus ou moins précoces, et fréquemment aussi de lésions cardiaques, surtout mitrales. Mais, de treize à quatorze ans, jusqu'à quarante ans environ, neuf fois sur dix, les vomissements de sang dépendront de la présence de tubercules dans le parenchyme, et neuf fois sur dix, ils seront dus à la congestion plus encore qu'à l'ulcération. C'est-à-dire, que la présence du produit néoplasique dans la tunique adventice des vaisseaux agit, dans cette phase, uniquement comme producteur d'hyperhémies, et, plus tard, comme cause efficiente d'ulcération du vaisseau.

Le sexe est une donnée de grande importance. La menstruation supplémentaire, admise par tous, est capable de provoquer des hémorrhagies broncho-pulmonaires. Mais, qu'avec le développement de la phase anémique, et dans presque toutes les phases de la tuberculose, la menstruation vienne à être supprimée, ce qui arrive le plus souvent, alors les doutes surgiront dans l'esprit de l'observateur, et les symptômes déjà indiqués, coïncidant avec l'hémorrhagie et la suppression, pourront seuls les éclaircir. Il y a chez la femme un autre état qui peut faire passer inaperçu le commencement de la tuberculose, et qui a une importance extrême pour la vie ; c'est l'état puerpéral ;

celui-ci, se présentant immédiatement après un accouchement avec une grande hémorrhagie ou avec de grandes souffrances, laisse un état anémique si gradué qu'il peut arriver à l'anémie cérébrale. Dans ce cas, le premier accès de toux, et même l'absence de toux, nous obligent à ausculter fréquemment les nouvelles accouchées pour bien fixer les causes de l'anémie, surtout si la toux est très persistante au-delà d'une époque post-puerpérale ordinaire. Ici, le diagnostic doit se fonder sur l'analyse des symptômes thoraciques, et, s'il y a quelques crachats, sur leur analyse microscopique.

Le sphygmographe est un des moyens les plus sûrs d'analyse diagnostique dans ces cas douteux. L'ascension systolique et les variations dans le sommet et dans la chute, c'est-à-dire les altérations dans le sphygmographe, en cas d'hémorrhagie bronchopulmonaire, nous donneront le diagnostic différentiel entre les diverses lésions de l'orifice valvulaire et la tuberculose, dont les premiers pas ont seuls une influence dans le dicrotisme.

Dans cette phase, le thermomètre nous est très utile pour arriver à connaître une tuberculose, surtout dans les cas où le développement doit être aigu. La marche de la courbe thermographique est d'un enseignement tel, dans cette terrible maladie à évolutions si nombreuses, qu'il semble étrange que certains médecins ne se servent pas de ce précieux instrument comme d'une aide puissante dans les diagnostics obscurs. Ainsi donc, dès que l'on soupçonne, par n'importe quel indice, qu'il peut s'agir d'une tuberculose, il faut appliquer le thermomètre ; une ascension de 39 à 40 degrés vers le soir nous fait presque affirmer que le tubercule seul en est la cause ; si ces températures du soir se répètent avec des rémissions matutinales de 1 ou 2 degrés, sans paludisme ni suppuration, le doute est impossible.

Cependant, je dirai en passant, que si je suis partisan de l'observation thermométrique au commencement de la tuberculose comme moyen de diagnostic, je ne le suis plus dans les dernières phases, parce que le malade éprouve de graves impressions morales en voyant la température s'élever tous les soirs à 40 et 41 degrés. Comme un degré de plus ou de moins dans les derniers temps de la maladie n'a pas d'indications spéciales que nous soyons obligés de connaître, nous pouvons nous passer de cette donnée, dans l'intérêt de la tranquillité du malade ; surtout, quand nous savons que certainement, à quelques dixièmes près, la température oscille de 39 à 41 degrés, et que pour cela même nous devons essayer de la faire baisser.

En un mot, le diagnostic est difficile, mais non impossible. Avec de la sagacité sur le terrain purement clinique, et de la constance dans les recherches du laboratoire, quand faire se peut, on acquiert la certitude que cette anémie, comme beaucoup d'autres, provient d'un tubercule commençant, et que dans cette période elle est toujours curable, ou tout au moins susceptible de se modifier ; de sorte qu'en étant l'arme au bras, *pace ante bellum*, en expectative armée, comme dit Dujardin-Beaumetz, pour intervenir dans les complications ultérieures, les malades vivent des années et des années, avec une santé délicate, mais du moins mènent une vie relativement supportable. La marche de cette affection est une autre donnée pour affirmer le diagnostic à travers le temps.

Le cours de cette phase, comme tous les événements de cette tuberculose, est subordonné à deux faits principaux : la nature du terrain dans lequel la semence est tombée, et les complications catarrhales ou autres, les complications fébriles surtout, qui peuvent se présenter. Si le sujet est fort et vigoureux, si sa constitution n'est pas détériorée, mais au contraire bien soutenue, comme le germe tombe alors sur un sol étranger à ses conditions de développement, il peut avorter et ne pas se développer. Mais si le sujet est de complexion faible, d'un tempérament lymphatique, si ses muqueuses sont comme des gélatines semi-fluides de culture et leurs réactions torpides, le développement sera précoce, et cette phase anémique se confondra avec la phase confirmative. Les catarrhes récidivants, provoquant d'une part l'écaillement épithélial et de l'autre la répétition d'hyperhémies qui deviennent permanentes, rendront la phase de l'anémie plus rapide, et l'on arrivera plus promptement aux phases incontestables et connues de tous de la tuberculose, les phases des exsudats libres. Les fièvres infectives de caractère thoracique, la fièvre typhoïde surtout, retombant sur un sujet tuberculeux, dans la phase anémique, peuvent favoriser le développement des germes et provoquer même la forme aiguë ou galopante de la tuberculose. Dans la même maladie, la forme non hémorrhagique ou la forme hémorrhagique ont une grande influence sur le développement et le cours ultérieur de la tuberculose ; c'est à tel point que l'hémorrhagie donne, dans la rapidité de ce développement, une proportion de 1 à 3. En un mot, tout ce qui prépare et engraisse le terrain aura une influence décisive dans le cours de la première phase ou phase anémique de la tuberculose. Non seulement la semence est vitale et peut dormir d'un sommeil éternel comme le grain de blé des Pyramides, mais le terrain qui la reçoit et qui est stérile faute de conditions devient, s'il les a, fertile pour le grain et pour l'ivraie.

Nous avons dit au commencement de ce travail que cette phase était complètement curable dans quelques cas ; nous allons maintenant étudier le mécanisme de la cure comme base de diagnostic.

Deux manières peuvent se présenter à nous pour cet heureux résultat. La mort du bacille, et par conséquent la disparition de l'élément étiologique ; et la transformation du produit néoplasique par la transformation de l'élément pathogène engendré ou *vice versa*. Ces deux manières de cure sont possibles dans cette phase, dans laquelle le germe en est encore à la période de moindre résistance, parce qu'il est en train de s'adapter, de s'acclimater dans le milieu où il est tombé, et que le produit ne s'est pas suffisamment organisé pour se constituer définitivement.

Mais, s'il n'en est pas ainsi, si parasite et produit ne disparaissent pas, alors arrive la seconde période (celle que presque tous les auteurs regardent comme la première), la période catarrhale, dont nous ne voulons pas nous occuper pour le moment ; la tuberculose confirmée se constitue avec tous ses symptômes classiques et confirme le diagnostic antérieur.

Quant au pronostic de cette phase, il est aussi, comme élément de diagnostic des autres phases, subordonné en tout et par tous les événements futurs, à deux faits principaux dans les phases qui constituent l'histoire clinique du sujet organique : le *sujet qui fut* et le *sujet qui est*. C'est-à-dire, que les antécédents et l'observation de la constitution du sujet, au moment du conflit entre la cause et l'organisation, nous serviront pour pronostiquer

avec quelque certitude le *sujet qu'il sera ;* soit la possibilité de
la cure absolue, de l'adaptation par évolution lente et sans
grandes complications, de l'évolution dans sa forme la plus terrible, la forme aiguë ou phthisie galopante.

Nous tenons bien compte aussi, comme base ferme de diagnostic d'organe et de sujet, des données organiques du malade
même ; et nous considérons comme les plus importantes son
évaluation pulmonaire surtout, et ses hétéromorphies thoraciques, ainsi que l'état de sa fonction digestive. L'apparition et
le degré des hémorrhagies, s'il y en avait eu ou s'il y en a au
moment de l'observation, entrent dans cet examen comme fac-
teurs de premier ordre et de grande importance.

Nous ne devons pas oublier, mais au contraire avoir bien présents, comme donnée pour le diagnostic, les catarrhes concomitants et la trace qu'ils ont laissée dans le parenchyme. Cet
examen très important et cet interrogatoire une fois faits, il nous
reste encore, comme donnée secondaire, mais cependant d'une
véritable influence, l'analyse des maladies antérieures dont le
sujet a souffert. On peut enregistrer deux groupes : les maladies
chroniques et les maladies aigues ; les unes et les autres peuvent
retomber sur le parenchyme. C'est-à-dire que ce sont des maladies pulmonaires capables d'avoir prédisposé ces organes à la
tuberculose, ou bien au contraire, des maladies qui étaient primitivement étrangères à l'appareil respiratoire et qui sont devenues plus tard pathogéniques au point de vue où nous nous
sommes placés par dénutrition générale.

Les maladies primitivement pulmonaires les plus phthisiogé-
niques par tubercules sont les maladies inflammatoires non résolues, entre autres, les maladies fébriles ; parmi celles-ci les
maladies infectieuses ; enfin, parmi ces dernières, la rougeole,
la petite vérole et la fièvre typhoïde.

N'importe laquelle de ces maladies que l'on enregistre dans
l'histoire de la tuberculose sera un élément de diagnostic défa-
vorable, et qui nous fera croire que ce cas est de ceux pour lesquels nous devons, sans hésiter, entreprendre une thérapeutique
active dont nous ne nous occuperons pas, comme étant étrangère à la question.

CONCLUSIONS.

1° Résumant : le jugement étiologique est la base, est le premier élément du diagnostic de la tuberculose.

Dans un bon interrogatoire fait avec patience, pendant de longs jours et avec les données exposées, on trouvera la moitié de la solution du problème et l'explication pathogénique de nombreuses anémies appelées *essentielles* et qui sont tuberculeuses dès le premier instant, ainsi que le microscope le confirme après dans la période des exsudats libres;

2° L'habitude extérieure, que les anciens connaissaient sous le nom d'*habitude pthisique*, ne suffit pas, parce qu'elle ne s'est pas encore présentée; il faut de plus l'étude des hétéromorphies, étude non pas isolée, mais mise en rapport avec les indices thoraciques qui sont la base la plus solide du diagnostic, non seulement dans la phase déclarée, mais encore dans l'imminence morbide de la tuberculose. Si ces indices sont absolument défectueux, c'est-à-dire s'il s'en faut de beaucoup que le périmètre thoracique atteigne la moitié de la mesure de la taille de l'individu à l'âge de dix-huit à vingt-quatre ans, ils suffisent presqu$_e$ à eux seuls pour le diagnostic, surtout dans l'indice mamillaire ; car, il suffit que ce périmètre n'atteigne pas 74 centimètres pour considérer mauvaise l'évaluation du thorax et soupçonner des diminutions dans la cavité pulmonaire. Si, de plus, l'indice axillaire est au-dessous de 72 à 75 centimètres, et l'indice xiphoïde au-dessous de 78 centimètres; si la distance d'un mamelon à l'autre n'atteint pas 17 à 19 centimètres, il résulte que ces mesures sont absolument indicatrices d'une tuberculose plus ou moins avancée.

3° Tons demi-clairs à la percussion; craquement à l'inspiration; rythme altéré avec inspiration prolongée et expiration active; toux sèche et par accès, puis humide et plus continue; aphonies intermittentes; et, ce qui est plus caractéristique: dyspnée dans les exercices brusques, tels sont les signes diagnostiques de présomption d'une tuberculose primitive du poumon, sans antécédents pneumatiques aigus, sans pleurésies antérieures, et sans laryngo-bronchites spécifiques qui puissent prédisposer au développement du tubercule, celui-ci étant en échange la cause des procès phlogistiques ultérieurs et périphimiques.

4° La présence du bacille de Koch affirme le diagnostic de la tuberculose d'une telle manière que de diagnostic de présomption il se change en diagnostic d'évidence.

Mais comme pour trouver le bacille il nous manque les produits d'exsudation libres qui le rejettent au dehors, et que ces exsudats n'existent pas encore dans la période germinale, on comprendra aisément que dans la phase anémique, lorsque le bacille est en incubation, lorsque la semence est dans son travail souterrain et silencieux, nous ne pourrons arriver au diagnostic d'évidence (presque en aucun cas).

5° Toutes les fois que nous observerons une sortie de sang par la muqueuse broncho-pulmonaire, nous devons être très sobres d'affirmations formelles sur sa signification ; mais dans le cas où l'on nous demanderait notre avis, nous nous inclinerons pour la tuberculose, excepté chez les sujets d'un certain âge ou chez ceux appartenant à la première enfance.

De treize à quatorze ans jusqu'à quarante ans environ, neuf fois sur dix les vomissements de sang dépendront de la présence des tubercules dans le parenchyme, et neuf fois sur dix ils seront dus à la congestion plus encore qu'à l'ulcération.

6° Le sphygmographe est un des moyens les plus sûrs d'analyse diagnostique dans ces cas douteux. L'ascension systolique et les variations dans le sommet et dans la chute, c'est-à-dire les altérations dans le sphygmographe, en cas d'hémorrhagie broncho-pulmonaire, nous donneront le diagnostic différentiel entre les diverses lésions de l'orifice valvulaire et la tuberculose, dont les premiers pas ont seuls une influence sur le dicrotisme.

7° Le thermomètre nous est très utile pour arriver à connaître une tuberculose, surtout dans le cas où le développement doit être aigu. La marche de la courbe thermométrique est d'un enseignement tel, dans cette terrible maladie à évolutions si nombreuses, qu'il semble étrange que certains médecins ne se servent pas de ce précieux instrument comme d'une aide puissante dans les diagnostics obscurs. Ainsi donc, dès que l'on soupçonne, par n'importe quel indice, qu'il peut s'agir d'une tuberculose, il faut appliquer le thermomètre ; une ascension de 39 à 40 degrés vers le soir, nous fait presque affirmer que le tubercule seul en est la cause ; si ces températures du soir se répètent avec des rémissions matutinales de 1 ou 2 degrés, sans paludisme ni suppuration, le doute est impossible.

8° Nous ne devons pas oublier, mais au contraire avoir bien présents, comme donnée pour le diagnostic, les catarrhes concomitants et la trace qu'ils ont laissée dans le parenchyme. Cet examen très important, et cet interrogatoire une fois fait, il nous reste encore, comme donnée secondaire, mais cependant d'une véritable influence, l'analyse des maladies antérieures, dont le sujet a souffert. On peut enregistrer deux groupes : les maladies chroniques et les maladies aigues ; les unes et les autres peuvent retomber sur le parenchyme. C'est-à-dire que ce sont des maladies pulmonaires capables d'avoir prédisposé ces organes à la tuberculose, ou bien, au contraire, des maladies qui étaient primitivement étrangères à l'appareil respiratoire et qui sont devenues plus tard pathogéniques, au point de vue où nous nous sommes placés, par dénutrition générale. Les maladies primitivement pulmonaires les plus phtisiogéniques par tubercules sont les maladies inflammatoires non résolues, entre autres, les maladies fébriles ; parmi celles-ci les maladies infectieuses ; enfin, parmi ces dernières la rougeole, la petite verole et la fièvre typhoïde.

Paris. — Typographie A. Hennuyer, rue Darcet, 7

A LA MÊME LIBRAIRIE

Leçons de clinique thérapeutique, par Dujardin-Beaumetz, membre de l'Académie de médecine et du Conseil d'hygiène et de salubrité de la Seine, médecin de l'hôpital Cochin Recueillies par le docteur Eug. Carpentier-Méricourt, et revues par l'auteur.

> TOME Ier. — Traitement des maladies du Cœur et de l'Aorte, de l'Estomac et de l'Intestin.
> TOME II. — Traitement des maladies du Foie et des Reins, du Poumon et de la Plèvre, du Larynx et du Pharynx
> TOME III. — Traitement des maladies du Système nerveux, Traitement des Fièvres et des maladies générales.

> 3 volumes grand in-8º de 800 pages chacun avec figures dans le texte et planches chromolithographiques hors texte...... 48 fr.

Dictionnaire de thérapeutique, *de matière medicale, de pharmacologie, de toxicologie et des eaux minérales,* par le docteur Dujardin-Beaumetz. Paraissant par fascicules de 180 pages petit in-4º a deux colonnes, avec de nombreuses figures dans le texte.

SONT EN VENTE .

> Tome Ier (fascicules 1 a 5) .... 25 fr.
> Tome II (fascicules 6 a 10)........... .... 25 fr.
> Tome III (fascicules 11 a 15) .... 25 fr.
> *L'ouvrage sera complet en 4 volumes Le tome IV paraîtra comme les trois premiers, en cinq fascicules. Il paraît quatre fascicules par an*
> Tous les fascicules se vendent séparément 5 francs

Conférences thérapeutiques de l'hôpital Cochin (1884-1885)

Les Nouvelles Médications. par Dujardin-Beaumetz. 1 vol. in 8º de 250 pages, avec figures. Troisième edition, broché .. ... . 6 fr.
> Cartonné, tranche sup. dorée...... .... 7 fr.

Conférences thérapeutiques de l'hôpital Cochin (1885-1886)

L'Hygiene alimentaire, par Dujardin-Beaumetz — 1 vol. in 8º de 250 pages, avec figures dans le texte et une planche chromolithographique hors texte. Prix : broché . . . . 6 fr.
> Cartonné, tranche sup. dorée.. .. . . 7 fr.

BULLETIN DE THERAPEUTIQUE
MÉDICALE ET CHIRURGICALE

Recueil pratique fondé par MIQUEL en 1831

CONTINUÉ PAR DEBOUT, BRICHETEAU ET LE Dr GAUCHLI

DU 1er JANVIER 1874, COMITÉ DE REDACTION

MM. les professeurs BÉHIER, BOUCHARDAT et DOLBEAU

COMITÉ DE RÉDACTION ACTUEL

MM LES PROFESSEURS BOUCHARDAT, LE FORT ET POTAIN

SECRÉTAIRE DE LA RÉDACTION . LE Dr DUJARDIN-BEAUMETZ
Médecin des hôpitaux

ON S'ABONNE EN JANVIER ET JUILLET POUR UN AN

Paraissant deux fois par mois par cahier de 48 pages Paris et departements. **18** *francs*

PARIS — TYPOGRAPHIE A. HENNUYER, RUE DARCET, 7

www.ingramcontent.com/pod-product-compliance
Ingram Content Group UK Ltd.
Pitfield, Milton Keynes, MK11 3LW, UK
UKHW021651090726
13657UKWH00004B/1907